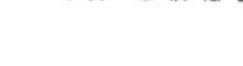

RAPPORT

SUR LE

CHOLERA-MORBUS,

OBSERVÉ

DANS LE 4ᵉ ARRONDISSEMENT DE PARIS,

ADRESSÉ

A M. le comte de BONDY, Pair de France, Préfet du département de la Seine,

PAR

LE DOCTEUR PERDRIX,

Un des médecins du Bureau de Secours du 4ᵉ arrondissement.

PARIS,

IMPRIMERIE DE SÉTIER, RUE DE GRENELLE Sᵗ-HONORÉ, Nº 29.

—

1832.

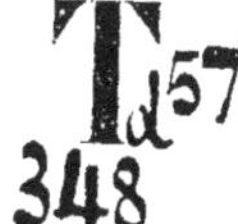

RAPPORT

SUR

LE CHOLERA-MORBUS.

RAPPORT

SUR LE

CHOLERA-MORBUS,

OBSERVÉ

DANS LE 4e ARRONDISSEMENT DE PARIS,

ADRESSÉ

A M. le comte de BONDY, *Pair de France,*
Préfet du département de la Seine,

PAR

LE DOCTEUR PERDRIX,

Un des médecins du Bureau de Secours du 4e arrondissement.

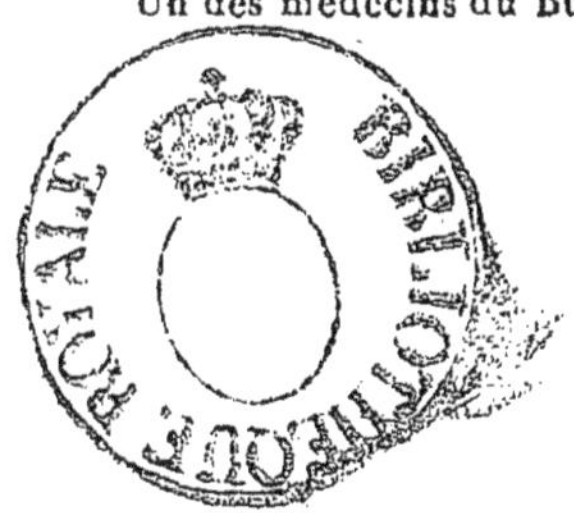

PARIS,

IMPRIMERIE DE SÉTIER, RUE DE GRENELLE St-HONORÉ, N° 29.

1832.

A Monsieur le comte de* BONDY, *Pair de France, Préfet du département de la Seine.

MONSIEUR LE PRÉFET,

Une lettre de Monsieur le Maire du quatrième arrondissement, m'annonce que vous avez exprimé le désir que les médecins qui ont été appelés au bureau de Secours, fissent un rapport exact *des remarques particulières* qu'ils ont pu faire sur *le caractère de l'épidémie*.

Je m'empresse, en conséquence, de mettre sous vos yeux ce rapport, seulement en ce qui me concerne.

Il m'eût été facile d'entrer dans de plus longs détails, de présenter un tableau assez vaste des maladies de tous genres que j'ai observées et traitées dans mon service du bureau de Secours, pendant l'épidémie, de donner l'histoire de chaque malade en particulier, et de parler longuement des divers moyens de traitement; telle ne m'a point semblé devoir être la manière de procéder pour me renfermer dans la demande qui m'a été faite.

Depuis l'apparition du Cholera-morbus au milieu de l'immense population de la Capitale, les preuves de dévouement civique n'ont pas manqué. Magistrats, médecins, citoyens, chacun a payé sa dette à l'humanité. De nombreuses victimes, il est vrai, n'ont pu échapper à la mort; mais aussi combien de malades ont dû leur salut aux soins empressés qui leur ont été prodigués. En reportant ses regards sur la scène pénible qui s'est déroulée devant lui, si le médecin cherche quelque idée consolante, c'est dans la conscience d'avoir fait son devoir qu'il peut la trouver.

Médecin du bureau de Secours du quatrième arrondissement, je dois témoigner ici de la bonne organisation de cet établissement temporaire. J'ai pu apprécier le dévouement de Monsieur le Maire, et je sens le besoin de rendre hommage au zèle éclairé de cet honorable magistrat. Jour et nuit les nombreux malades ont reçu les secours les plus prompts. Les soins n'ont pas cessé d'être donnés à domicile et dans l'établissement. Non-seulement les cholériques ont été reçus, visités et traités, mais encore des malades présentant des affections d'une autre espèce ont été consultés au bureau, vus et traités à domicile. Tant était grand le désir d'être utile, que les médecins dérogeaient ainsi, à chaque instant, aux règlemens de l'établissement fondé spécialement en faveur des cholériques.

Les malades que j'ai visités, et j'omets à dessein de parler ici de tous ceux qui n'étaient pas atteints du Cholera-morbus, m'ont présenté les symptômes caractéristiques de cette maladie à des degrés plus ou moins intenses; symptômes qui sont décrits dans chaque rapport que je faisais en arrivant au bureau, et que j'inscrivais sur le registre destiné à cet effet.

J'ai observé des malades de tous les âges, des deux sexes, de diverses professions, dans presque toutes les rues de notre arrondissement, à presque tous les étages, un grand nombre dans la plus affreuse misère, plusieurs dans le besoin, quelques-uns dans l'aisance. Je les ai visités le jour, la nuit; j'ai dirigé les uns sur les hôpitaux, après l'administration des premiers secours, et avec toutes les précautions que comportait leur état; j'ai traité les autres à domicile pendant la durée de mon service; j'ai continué mes soins à ces malades les jours suivans. Dans les cas les plus graves, plusieurs ont succombé; un assez grand nombre, pris à temps surtout, a pu échapper. Je n'ai jamais employé de traitement spécifique; mon opinion, fondée sur l'expérience, est qu'il ne peut y en avoir. Je me suis toujours dirigé d'après les symptômes, étant pleinement convaincu que c'est la méthode la plus sage et la plus satisfaisante.

Dans les premiers jours de l'épidémie, la mortalité m'a paru effrayante, et j'en retrouve en partie la cause dans la négligence que mettaient les malades à demander des secours.

Vers le milieu de l'épidémie, j'ai remarqué chez les malades une répugnance extrême, et souvent invincible, à entrer dans les hôpitaux; et cependant il était de toute impossibilité que les soins dont ils avaient besoin pussent suffire, et surtout pussent être continués; la plupart de ces malheureux étant isolés, privés de famille, ou bien les membres de la même famille étant eux-mêmes malades.

Ceci m'amène à parler d'une observation

que j'ai faite. J'ai souvent vu dans le même intérieur plusieurs personnes malades, quoique à des degrés différens, et présentant presque toujours quelques-uns des symptômes de la maladie régnante. C'est ainsi que dans une des rues avoisinant la halle aux farines, la rue de Vannes, j'ai vu, dans une même chambre et sur le même lit, un vieillard cholérique expirant, sa femme, sa fille et deux enfans atteints des symptômes de l'épidémie, spectacle déchirant et si souvent renouvelé dans ces jours de deuil où le médecin a été soumis aux plus pénibles épreuves.

Quelques quartiers ont eu beaucoup de cholériques. C'est dans les rues qui entourent la halle aux farines, dans celles qui sont contigues aux marchés, dans le quartier des Bourdonnais, que j'ai visité le plus grand nombre de malades.

J'ai presque partout remarqué une négligence extrême dans les soins de propreté. Une chose m'a souvent frappé, c'est l'obstination à tenir les fenêtres fermées et à vivre ainsi dans un air vicié et infect. Quelques personnes, persuadées que la cause de la maladie était dans l'air, trouvaient prudent, me disaient-elles, d'en agir ainsi pour s'en préserver. Combien de fois me suis-je senti comme asphixié en respirant l'air stagnant et non renouvelé au milieu duquel j'ai trouvé plongés les hommes de certains métiers : les cordonniers, les tailleurs par exemple. J'ajouterai même ici, comme remarque, que j'ai observé parmi eux un grand nombre de cholériques. A ce sujet je dois à la vérité de déclarer ici que les chlorures employés comme moyen d'assainissement, ont occasionné chez plusieurs personnes des accidens, tels que la toux, les douleurs de tête, des envies de vomir, et qu'il est de toute évidence que leur usage prolongé pouvait influer sur le développement de la maladie.

Il m'a été plusieurs fois démontré que les excès en tout genre et les écarts dans le régime auxquels se livraient beaucoup d'ouvriers, développaient chez eux la maladie ; aussi certains jours de la semaine consacrés au repos, ou plutôt aux plaisirs, chez cette classe d'hommes, étaient ceux où l'on voyait le plus de malades.

Maintenant si je parle des *remarques particulières* que j'ai pu faire sur le *caractère de l'épidémie*, je ne puis séparer celles que j'ai faites dans mon service du bureau de secours, de celles que m'ont présentées les malades que j'ai vus dans les hôpitaux et dans ma pratique particulière ; sans doute que, dans ce dernier cas, les différentes positions sociales où se trouvaient les malades, ont dû me fournir l'occasion de recueillir une foule d'observations aussi variées que remarquables ; mais, pour ce qui a trait au *caractère* de la maladie régnante, il y a toujours eu trouble d'abord léger, puis profond de l'innervation, trouble d'où partent tous les autres phénomènes, depuis le plus léger jusqu'au plus intense ; depuis le simple malaise jusqu'à l'asphixie.

Sentiment de malaise général, lassitudes spontanées, découragement, altération graduelle de la peau, de la face, de la voix ; engourdissement, fourmillement ou crampes dans les différentes parties du corps, nausées avec ou sans vomissemens, évacuations alvines avec ou sans douleurs abdominales, (matières caractéristiques, ressemblant à une décoction de riz, à une eau légèrement amidonnée), soif ardente, suppression d'urine ; diminution des battemens de cœur, petitesse du pouls et bientôt absence des pulsations artérielles, réfroidissement des extrémités, de la face, du tronc; sentiment de constriction à l'épigastre, et d'oppression à la poitrine, couleur violacée de la peau des extrémités et du visage; dépression des globes oculaires et dilatation inégale des pupilles.

Tels sont les phénomènes principaux que j'ai remarqués chez les malades, mais auxquels sont venus souvent se lier d'autres symptômes manquant chez quelques-uns, constans chez la plupart.

Une observation sévère et une étude approfondie, m'ont démontré dans la maladie régnante quatre *phases* distinctes. Je les indiquerai ici en quelques mots.

La première

Dans laquelle existe un léger trouble dans les fonctions du système nerveux et qu'il est facile de combattre, en faisant prendre la limonade gazeuse, l'eau de Seltz mêlée au vin, quelques bains frais; en recommandant la distraction, l'exercice, et surtout en rappelant l'énergie morale.

La deuxième

Marquée par un trouble plus manifeste, par de nouveaux symptômes, par un véritable état gastrique ; c'est alors qu'il importe d'agir promptement pour faire cesser ce nouvel état qu'a dû amener la négligence du premier. L'ipécacuanha, l'eau de sedlitz, les boissons fraîches, acidules, gazeuses, les émissions sanguines, souvent par les sangsues, quelquefois par la lancette, les frictions sèches, sont les moyens que j'ai employés avec avantage.

La troisième

Où se développent d'autres symptômes, où les premiers deviennent plus intenses, où il y a altération profonde de l'innervasion, diminution et quelquefois suspension des mouvemens du cœur, réfroidissement général. C'est là qu'existe le Cholera-Morbus *algide ;* c'est là aussi que la mort arrive trop souvent.

Dans cette *phase,* les moyens les plus nombreux, les plus variés ont été conseillés et employés. Parmi ces moyens, ceux qui m'ont paru préférables sont les frictions le long de la colonne vertébrale et sur la région du cœur, avec des substances irritantes (un mélange, à parties égales, d'essence de térébenthine et d'ammoniaque liquide par exemple; la teinture éthérée de cantharides).

La quatrième

Dans laquelle, le désordre ayant cessé, deux choses peuvent arriver : ou les fonctions reviennent insensiblement à l'état normal, et, si cette marche heureuse n'est pas troublée, la convalescence ne tarde pas à s'établir; ou il s'est manifesté dans les organes des altérations qui constituent d'autres maladies qu'il faut combattre par les moyens propres à chacune d'elles.

Pour parler d'une manière générale de mes moyens de traitement, je dirai donc que l'ipécacuanha, les eaux de Sedlitz, les émissions sanguines, les boissons gazeuses froides, même glacées, seules ou avec addition de sirop d'éther, les frictions avec des substances stimulantes et irritantes, ont été employés selon que les symptômes me présentaient l'indication à remplir, et m'ont toujours paru de puissans moyens suivis assez souvent de succès.

Dans les autopsies que j'ai faites, les lésions anatomiques ont différé selon que la mort avait eu lieu pendant la troisième *phase*, c'est-à-dire, pendant la durée du Cholera-morbus *algide*, ou que les malades avaient succombé à la suite d'affections survenues plus tard. Voici les plus constantes :

Dans le premier cas.

Consistance plus grande et injection de la moelle épinière; ecchymoses, à la surface et à la partie postérieure du cœur ; cavités de cet organe presque toujours gorgées de sang noir, coagulé ; sang poisseux dans les veines, la membrane tapissant l'intérieur du canal digestif, parfois granulée, tantôt légèrement rosée, tantôt rouge dans quelques points, souvent sans altération de couleur; quelques invaginations; contraction et vacuité de la vessie.

Dans le deuxième cas.

Injection des enveloppes du cerveau et de cet organe lui-même; traces d'inflammation dans les poumons; rougeur, plus ou moins vive, à l'intérieur du tube digestif, tantôt dans certaines parties seulement, d'autres fois dans toute son étendue.

Je croirais ne pas répondre entièrement à la demande qui m'est faite, si j'omettais de parler ici d'une opinion jugée depuis long-temps, il est vrai, par le plus grand nombre; mais qui paraît encore adoptée par quelques-uns, je veux dire la *contagion*. Si quelques faits plus ou moins exacts ont semblé mettre du doute dans certains esprits, des faits nombreux, jugés avec conscience et impartialité m'ont mis à même de rejeter toute idée de contagion.

Telles sont, en partie, les remarques que j'ai eu l'occasion de faire depuis l'invasion d'une maladie qui a sévi avec tant de violence au sein de la Capitale, contre toutes les classes de la société, et qui ravage encore aujourd'hui quelques-uns de nos départemens.

Je suis avec respect,

Monsieur le Préfet,

Votre très-humble et très-obéissant serviteur,

LE DOCTEUR PERDRIX,

Place du Louvre, n° 12.

Paris, le 20 *mai* 1832.

www.ingramcontent.com/pod-product-compliance
Ingram Content Group UK Ltd.
Pitfield, Milton Keynes, MK11 3LW, UK
UKHW021151230726
13926UKWH00001B/48